LA

MÉDECINE RÉFORMÉE

EN RUSSIE

LA

MÉDECINE RÉFORMÉE

EN RUSSIE

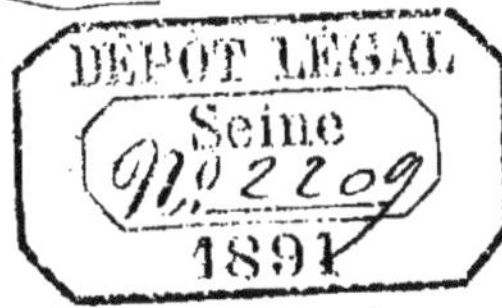

PARIS

IMPRIMERIE C. PARISET

101, RUE RICHELIEU, 101

1891

LA

MÉDECINE RÉFORMÉE

EN RUSSIE

1. Il existe en Russie une secte religieuse qui faisait, il y a des années, des prosélytes nombreux et fervents. Ils bravaient avec une constance admirable les persécutions les plus cruelles. On les envoyait en Sibérie pour y mourir misérablement. C'était une condamnation à mort à terme, dont l'exécution était laissée au bon plaisir de leurs geôliers. Le peuple russe les voyant cheminer à pied, par troupeaux nombreux, hommes, femmes et enfants enchaînés, partageait avec eux le peu qu'il possédait et implorait Dieu tout haut, en présence des autorités muettes et émues, d'avoir pitié des pauvres malheureux. Le peuple russe, avec une intuition divine, qui devance la philosophie moderne, appelle tout condamné un malheureux *(néstchastni)* et sacrifie tout pour

alléger son martyre. L'empereur actuel, un vrai
russe, par sa bonté de cœur et par sa persévérance
dans la voie que Dieu lui a tracée, a fait cesser
toute poursuite, convaincu qu'il est que toute per-
sécution décuple les forces des persécutés. Les
doctrines admirables de simplicité et de man-
suétude que les adeptes devaient tenir cachées
commencent à être connues et contribueront à
faciliter la conquête de l'âge d'or qui nous est
promis. Les sectaires ont désarmé. Ce miracle a
été accompli par ces paroles sublimes, dans la
bouche d'un autocrate : « Que Dieu là-haut juge
vos convictions, vos actions seront jugées ici-bas
suivant la loi. » La secte autrefois si puissante
tend à disparaître, le mythe glorieux qui l'entourait se dissipe, et il ne reste que la vérité divine
qui lui a donné naissance. Ces vérités sont déposées dans de nombreux manuscrits, considérés
par les adeptes comme la continuation des révéla-
tions divines de Moïse et de Jésus-Christ. Un de
leurs plus curieux manuscrits est le traité des
maladies du genre humain. Il nous a servi de
guide. Nous ne traduirons pas la partie intitulée :
Les erreurs de la médecine orthodoxe. Les principes
scientifiques et immuables de la Médecine Réformée sont diamétralement opposés à ceux de la

Médecine Orthodoxe, qui n'est qu'un art conjectural.

La chirurgie n'entre pas non plus dans le cadre de notre ouvrage. Il faut d'abord faire le plus urgent : abattre la vieille maison, préparer le terrain pour pouvoir y élever le nouvel édifice dans toute sa splendeur.

LA MÉDECINE RÉFORMÉE

2. Les principes de la Médecine Réformée se résument dans les axiomes suivants :

L'homme est un animal de la classe des mammifères.

La vie est le mouvement qui se produit, par la volonté de Dieu, dans le corps de la créature pour la conserver.

L'entretien de la vie se fait par les trois opérations suivantes : par l'introduction de la nourriture dans le corps ; par l'assimilation dans l'organisme des aliments contenus dans la nourriture; par l'élimination des matières restantes inassimilables au moyen des voies émonctoires.

La maladie est la lutte de la nature pour expulser

les inassimilables, accumulés dans le corps par l'obs-
truction des voies émonctoires.

L'obstruction des voies émonctoires, ainsi que toutes
les maladies proviennent du fait de l'homme.

La nature trouve toujours spontanément le moyen
de guérir les maladies, sans aucune assistance.

Les maladies deviennent chroniques et incurables
par l'introduction réitérée de drogues dans l'orga-
nisme.

3. *L'homme est un mammifère.* — Il est le plus
parfait parmi les mammifères. A ceux qui viendront
nous accuser de pessimisme et prétendre que
l'homme est unique dans son genre, un être à
part dans la création, nous répondrons que toutes
les fonctions vitales sont les mêmes pour l'homme
et les mammifères ; les parties essentielles du corps
sont les mêmes ; les actions génératrices qui offus-
quent le sentiment délicat de l'homme sont si
identiques qu'il ne reste à l'homme, qui se vante
d'être créé à l'image de Dieu, que l'étincelle divine
qui vacille en lui, pour le distinguer des autres
mammifères. Malheureusement, l'homme ébloui
par sa parenté putative avec Dieu, emploie souvent sa supériorité pour être plus animal que toute
autre créature. Il ruine par des excès insensés sa

santé, son seul et unique bien dans ce bas monde, et au lieu d'examiner soigneusement sa manière de vivre et de la réformer, quand elle n'est pas conforme à la nature, l'homme continue ses dérèglements funestes, appelle en aide son médecin pour qu'il le soutienne dans sa guerre contre la nature. Il se crée ainsi mille tourments, dont il accuse Dieu, et, anéanti par ces misères, il croit pouvoir régler tous ses comptes avec Dieu en se faisant sauter la cervelle. L'homme des champs, borné dans sa sphère et y vivant heureux sans maladies et sans tourments est supérieur à l'homme du monde, sous beaucoup de rapports. C'est là la grande loi des compensations divines qui égalisent le bonheur, souvent si injustement distribué par les puissants de la terre. Le misérable déshérité est souvent plus heureux que le roi.

Revenez à la nature pour jouir d'une bonne santé et être heureux. Dans le doute, comment faire pour conserver votre santé, examinez la manière de vivre des animaux et faites comme eux, car ils vivent d'instinct, toujours suivant la nature. *Secundum naturam vivere*, est le plus précieux précepte de la Médecine Réformée, qui résume tous les autres.

4. *L'introduction de la nourriture dans le corps par les voies introductoires.* — Il y a deux voies introductoires dans l'organisme : l'estomac pour la nourriture et les poumons pour l'air. Ils ne sont pas en communication directe avec l'extérieur, ils sont précédés d'un système de voies compliquées, essentiellement nécessaires pour approprier les matières qu'elles introduisent.

5. *L'assimilation dans l'organisme, des aliments contenus dans la nourriture, est la seconde opération qui sert à l'entretien et à la croissance du corps.* — Cette opération de la nature se fait en dehors de la volonté de l'homme et entièrement à son insu. Impossible pour nous de voir et de juger l'action continue des innombrables rouages, sans cesse en mouvement dans notre corps. Tout s'arrête, aussitôt que nous y portons une main téméraire. L'estomac rejette immédiatement tout ce qui est nuisible. Il ne cesse de le faire que quand il a été affaibli par l'introduction réitérée de drogues qui sont généralement des poisons. La gastrite, la dyspepsie, la gastralgie et toutes les autres innombrables maladies d'estomac n'existeraient pas, si l'estomac n'avait pas été affaibli avant d'être empoisonné,

6. *L'élimination par les voies émonctoires; des matières inassimilables.* — Il est de la plus haute importance, pour la santé et la vie de l'homme, que cette élimination se fasse régulièrement sans jamais cesser. Au moindre arrêt, la nature intervient énergiquement et fait de grands efforts pour rétablir immédiatement la libre évacuation des matières inassimilables qu'elle redouble jusqu'à ce que la cause qui a provoqué l'arrêt ait disparu. Si la nature affaiblie par les drogues ne parvient pas à ouvrir une libre issue à ces matières inassimilables, le mouvement de toute la machine, si compliquée et si merveilleusement combinée se ralentit. Les inassimilables ne trouvant pas d'issue se répandent dans le corps et forment ces principes morbides qui se manifestent partout et produisent les nombreuses maladies que la pathologie enregistre si consciencieusement sous différents noms barbares, inintelligibles pour les profanes. Voilà comment cela se passe généralement. L'homme a chargé son estomac d'une grande quantité de nourriture indigeste, ce qui arrive si souvent aux malheureux qui n'ont pas faim. Il souffre cruellement. C'est la punition pour son avidité qui accapare les biens de la terre et laisse mourir ses frères de faim. On n'enfreint pas impunément la loi de Dieu : « *Le riche n'a point droit au superflu* » *tant que le pauvre manque du nécessaire.* » La nature se révolte et fait de vigoureux efforts pour se débarrasser de ce qui la gêne. Un violent mal de ventre survient, une diarrhée se déclare et avertit l'imprudent pour qu'il cesse toute introduction de nourriture jusqu'à ce que l'estomac soit revenu à son état normal. Au lieu de s'abstenir dans cette lutte de la nature, il envoie chercher son médecin pour le guérir de sa maladie, la diarrhée. Hahnemann, le célèbre homéopathe, fidèle à sa maxime très rationnelle : *similia similibus*, administrait un purgatif pour venir en aide à la nature qui incline vers une évacuation alvine. Mais voyant, dans la suite de ses recherches savantes, que ce purgatif n'était nullement nécessaire et produisait l'effet contraire, la constipation, il diluait son purgatif, une goutte dans l'Océan, et administrait de l'eau pure, pour ne pas être obligé de renier son principe, qui demandait « *Quo* » *natura vergit, eo ducendum est.* »

Hahnemann doit ses succès réels, beaucoup plus grands que ceux de la Médecine Orthodoxe, à cette renonciation de vouloir aider la nature, et à son horreur d'intervenir dans la marche des maladies. L'homéopathie est la Médecine Réformée cachée sous un masque. A bas ce masque, amis! marchons dorénavant sous le même étendard qui portera : *Inviolabilité du corps humain.*

Tout cela est bien simple, et pourtant la Médecine Orthodoxe, prenant le signe extérieur, la diarrhée, pour la maladie à guérir, administre des astringents, coupe ainsi la diarrhée et produit inévitablement une constipation opiniâtre. La constipation devenant inquiétante, on est forcé de recourir à un purgatif; continuant ainsi d'astringent en purgatif, on traîne des mois entiers le pauvre malade qui finit par avoir une maladie chronique et incurable.

J'ai vu, dans les stations balnéaires du Midi, des étrangers, qui se disaient médecins, poursuivre leurs malades, et ne les lâcher qu'à la fin de la saison. Ils accompagnaient régulièrement leurs clients en chemin de fer, vivants ou morts. Dans ce dernier cas, ils les embaumaient encore au prix doux de 500 francs pièce.

7. *Les principales voies émonctoires sont :* le rectum pour les matières fécales; la vessie pour l'urine; le nez pour la morve et les mucosités du cerveau; les poumons pour l'expiration de l'acide carbonique; la peau pour la transpiration cutanée des inassimilables aériformes. Les autres émonctoires accomplissent leurs fonctions de débarrasser l'organisation des inassimilables, sans que l'homme s'en aperçoive. Nous n'en parlerons pas, parce que nous ne les avons jamais vu à l'œuvre. Ce sont des secrets de la nature qui dépassent notre faible intelligence et que la nature nous défend de scruter.

8. *L'obstruction des voies émonctoires, ainsi que toutes les maladies proviennent du fait de l'homme.* — Il n'existe pas dans le corps humain des germes morbides innés ou créés successivement par la nature qui puissent produire spontanément la maladie. Toute maladie provient de l'accumulation d'inassimilables. L'introduction directe dans le corps de quoi que cela soit, par les pores de la peau, est impossible. Les onguents, les cataplasmes, les frictions, les bains additionnés de médicaments sont absolument inutiles. Rien de tout ce qu'ils contiennent de médicaments n'entre dans le corps. Les pores n'admettent absolument rien et ne peuvent rien admettre, étant continuellement occupés par les inassimilables qui se pressent de sortir du corps.

Rien ne peut entrer dans le corps tant qu'il est vivant et tant que l'épiderme n'est pas lésé. Les substances pharmaceutiques, pour la plupart vénéneuses, deviennent très dangereuses aussitôt qu'elles sont en contact avec le sang qu'elles empoisonnent irrémédiablement en un clin d'œil. L'intoxication du sang est la plus terrible et la plus insidieuse de toutes les maladies.

9. *La nature trouve toujours spontanément le moyen de guérir les maladies sans aucune assistance du dehors.* — Quand l'homme tombe malade, la nature, toujours soucieuse de conserver l'état normal de l'homme, intervient immédiatement et provoque les premiers symptômes de la maladie, qui sont invariablement des évacuations soit par l'anus, soit par l'urètre, soit par la peau ou les autres voies émonctoires naturelles. La Médecine Orthodoxe empressée de montrer son savoir et sa puissance, coupe avec une coupable assurance ces évacuations, et cause ainsi une forte accumulation d'inassimilables dans l'organisme. La nature trouvant les émonctoires naturels obstrués fait rebrousser chemin aux inassimilables et les répand dans tous le corps pour leur donner une issue. Elle forme des abcès, des ulcères qu'elle ouvre toujours à temps sans que le médecin ait besoin d'intervenir. Elle couvre la peau d'éruptions, d'érysipèles, de boutons, de rougeole, de scarlatine, de taches de rousseur, qui guérissent après avoir sécrété les différentes substances morbides inassimilables. Le malade guérit s'il a la force de rejeter les inassimilables; il meurt, s'il est affaibli par une sotte diète, par la privation d'air pur, par les remèdes pharmaceutiques, en un mot, par un traitement médical auquel l'homme le plus sain, le plus fort, ne résisterait pas sans tomber malade. Le malade succombe dans cette lutte terrible entre la nature et la médecine et meurt bien avant le terme que Dieu lui a assigné. C'est le cas de dire : « Garde moi, bon Dieu, de mes amis, de mes ennemis la nature me gardera. »

La nature a constitué la créature humaine admirablement bien et l'a dotée d'une force de résistance et de reconstitution miraculeuse, incompréhensible pour notre entendement borné. Deux exemples suffiront. L'urine ce fluide corrosif qui passe journellement, plusieurs fois, pendant de longues années par l'urètre ne l'entame point. S'il était en or, il ne résisterait pas. D'autre part, nous avons vu les os de la main d'un ouvrier écrasés par un pilon. Sous la peau intacte, la nature a reconstitué tous les os, et les a fait fonctionner sans le moindre accroc. Et l'homme prétend vouloir aider et diriger la nature qui accomplit de si admirables merveilles. Avec ces hardis empiètements l'homme semble dire : « Vous oubliez, bonne nature, de prendre les mesures nécessaires pour sauver le malade. Comme la maladie est très compliquée, et qu'il y a *periculum in mora*, je me vois forcé d'intervenir. »

Pygmées, taisez-vous, prosternez-vous dans la poussière où vous végétez, vous êtes indignes, incapables de comprendre la nature.

10. *Les maladies deviennent chroniques et incurables par l'introduction réitérée de drogues dans le corps.* — La nature dans l'état normal de l'organisme ne tolère pas de maladies chroniques; toute maladie est aiguë. Comme nous l'avons vu, elle intervient immédiatement au début et ne cesse ses efforts que quand les voies émonctoires sont devenues libres. La maladie devient chronique, si la médecine orthodoxe s'y est mêlée et a affaibli la force médicatrice de la nature. Dans ce cas, la maladie est incurable et toute intervention par des drogues ne peut qu'accélérer la mort. *La nature, mot qui n'est que le synonyme scientifique de*

Dieu, peut seule raviver les forces qui ne sont souvent qu'en état léthargique. Car, fiez-vous en Dieu et sachez que c'est un grand bienfait de mourir tranquillement et de s'endormir inconscient, si telle est la volonté de Dieu.

LA PATHOGENIE DE LA MÉDECINE RÉFORMÉE

11. *L'animal n'est guère malade, l'homme presque toujours.* — L'homme n'étant qu'un animal et ne formant qu'une classe des mammifères, devrait nécessairement jouir de l'immunité de l'animal, car les lois de la nature sont générales, immuables et identiquement les mêmes pour toutes les créatures. La mort est commune à l'homme et à l'animal, et l'homme seul aurait le privilège maudit d'être sujet, pendant toute sa vie, à une kyrielle de maladies atroces qui empoisonnent son existence et abrègent ses jours. Non, cela n'est pas, cela ne peut pas être. Dieu, dans sa toute-puissance, cesserait d'être juste, si tout en prodiguant à tout être vivant, la santé et le bonheur, il avait infligé à l'homme des maladies

sans nombre qui lui rendent souvent la vie tellement insupportable qu'il préfère la rendre à Dieu.
C'est une hérésie d'admettre que les maladies
soient de création divine et qu'il faille se soumettre sans murmurer à toutes ces misères,
parce que, prétend-on, elles sont inhérentes à
notre nature et qu'elles nous sont infligées par
Dieu jusqu'à la quatrième génération, pour
nous punir des méfaits commis par nos ancêtres.

Heureusement que nous ne sommes pas forcés
d'admettre cette désolante doctrine que Moïse
a inventée pour contenir les israélites, peuple
peut-être difficile à gouverner. Mais, Moïse même
n'osait pas aller au delà de quatre générations,
avec sa théorie de l'hérédité des maladies ; il sa-
vait bien que s'il l'avait admise sans restriction,
l'homme aurait dû disparaître depuis longtemps
de la terre, car chaque génération aurait aug-
menté le stock héréditaire des maladies qu'elle
transmettait. Montaigne, chez lequel la gravelle
se déclara lorsqu'il avait cinquante ans, refusa de
croire à l'hérédité de sa maladie. « La cause pre-
» mière de ma gravelle, provenant de mon grand-
» père, aurait donc sommeillé un grand nombre
» d'années dans le corps de mon père, qui n'avait
» pas la gravelle, aurait émigré dans mon corps,

» dans le germe impondérable qui m'a donné
» naissance, y aurait été de nouveau dans un
» sommeil léthargique pendant çinquante années
» et aurait enfin ressuscité maintenant avec une
» vigueur terrible pour me faire souffrir le mar-
» tyre. Hélas ! ce n'est pas Dieu qui m'inflige cette
» punition, c'est moi, mon cuisinier et mon mé-
» decin qui sommes les coupables et non pas
» mon pauvre grand-père qu'on accuse si injus-
» tement. »

Les maladies, sans être héréditaires, présentent
quelquefois le caractère de l'hérédité. Le milieu
dans lequel nous vivons, les circonstances exté-
rieures qui sont souvent identiques pour le père et
pour le fils conservent leurs influences délétères
et produisent naturellement les mêmes maladies
dont souffraient les ancêtres.

12. *Les germes dont la nature se sert pour
propager ce qu'elle a créé sont vivaces et inacces-
sibles aux influences naturelles du dehors.* — Les
avortements criminels ne réussissent qu'avec
grande peine et toujours au risque de la vie de la
pauvre femme. Les germes des plantes se conservent indéfiniment. Dans les linceuls des momies
d'Egypte, on a trouvé des grains de blé, dont le

germe, enseveli pendant des milliers d'années
était encore vivant. Il se développait, comme s'il
datait d'hier, aussitôt qu'on le plaçait dans un milieu convenable d'humidité et de chaleur. Le
germe de l'homme, avant et après sa naissance,
peut souffrir et s'étioler momentanément, par suite
d'influences malsaines, mais aussitôt qu'il se
trouve replacé dans un milieu qui ne l'étouffe
pas, il reprend toute sa vigueur et se développe
magnifiquement, comme s'il venait de sortir sain
et intact de la main de Dieu. Nous contestons
même la transmissibilité du virus syphilitique de
la mère à l'enfant. Les cas enregistrés proviennent indubitablement d'une lésion, d'une excoria-
tion de l'enfant qui a ouvert au virus l'accès du
sang. Si cette maladie terrible, dont Larousse n'a
pas même admis le nom dans son dictionnaire admirable, était héréditaire, le monde n'existerait
plus, il serait mort syphilitique depuis longtemps.
Témoin votre éminent professeur de pathologie,
Charles Bouchard, qui a écrit ces mots terribles :
« La syphilis est extrêmement fréquente chez les
« citadins aisés. » Il nous ouvre là un abîme,
dont l'idée seule nous fait frémir. Avec la théorie
de l'hérédité des maladies, nous sommes donc
tous damnés tôt ou tard. Que Dieu nous garde !

Est-il possible que Dieu, en distribuant les germes du genre humain, ait donné à vous un bon,
à moi, qui suis tout aussi innocent que vous, un
mauvais germe? Etant omniscient, il ne pouvait
pas ignorer ni la mauvaise qualité du germe qu'il
distribue, ni le droit imprescriptible que nous
avons tous de jouir de la vie, de ressentir les pal-
pitations divines d'une santé exubérante, en un
mot, d'être heureux. Admettre l'hérédité des maladies est une hérésie.

13. Comme il est prouvé que l'état maladif de
l'homme n'est pas inné, qu'il ne se développe pas
spontanément et qu'il n'est pas héréditaire, et que,
d'un autre côté, il est strictement limité à une seule
et unique espèce des mammifères, à l'homme, les
autres animaux étant indemnes, il doit y avoir
une cause spéciale, externe, produisant ce phénomène de morbidité de l'homme qui nous frappe
d'étonnement et d'épouvante. Je me refuse d'admettre que Dieu nous ait puni pour les escapades
de nos encêtres. Et pourtant, le fait brutal est là;
de toutes les créatures, l'homme seul est soumis
aux misères de son état maladif.

14. La Médecine Réformée a trouvé la cause
première de cette anomalie flagrante dans le man-

que de poil presque complet sur la peau de l'homme. Tous les mammifères sans exception ont la peau entièrement couverte d'un poil dense; l'homme seul en est privé.

Le poil dont sont couverts les mammifères est assez long et assez touffu pour le garantir efficacement, non seulement contre le froid, mais en même temps aussi contre la chaleur. Sous ce poil, l'animal jouit d'une température constante de + 37 degrés, aussi bien en hiver avec — 40 degrés, qu'en été avec des chaleurs de + 50. Ces changements excessifs de température, qui font geler le mercure et torréfient les plantes, n'ont aucune influence sur les mammifères, qui n'ont nullement besoin de se couvrir pour conserver leur chaleur naturelle. Les rayons du soleil, capables de cuire des œufs, descendent perpendiculairement sur le crâne de l'animal sans atteindre le cerveau, la partie la plus sensible de tout être vivant. Le chien qui accompagne l'explorateur au pôle ne s'aperçoit pas de l'énorme diminution de la température, il n'a pas plus froid au pôle qu'il n'a chaud sous l'équateur. Le nègre, sous la laine touffue de sa coiffure naturelle danse, tête nue, allègrement, là où nous autres, nous tomberions morts d'un coup de soleil. Le poil qui couvre la peau de l'animal ne change guère de densité. En hiver, la nature le renforce légèrement. De cette façon, l'animal ne change jamais de vêtement, ne se découvre jamais et se trouve toujours dans la même température. L'expiration cutanée reste toujours constante et n'est jamais modifiée. Quelle différence avec l'homme. Nos habits qui remplacent si imparfaitement le poil, nous exposent sans cesse à des changements de température brusques, lorsque nous changeons d'habits. Pour démontrer l'effet fatal des vêtements sur l'homme, nous avons pris des chiens, nous les avons rasés, emmaillotés d'une étoffe quelconque que nous avons changée de temps en temps, comme l'homme est obligé de le faire ; ces expériences réitérées ont toujours donné le même résultat concluant. L'animal rasé dépérit, tandis que l'animal de la même nichée resté couvert de son poil naturel, s'épanouit, jouit gaiement de la vie et n'est jamais malade.

15. *La destruction du poil sur la peau de l'homme provient du fait d'Adam et d'Ève.* — Moïse, le premier et le plus éminent médecin, nous raconte comment l'homme lui-même a été la cause de la disparition du poil de la peau de l'homme.

Adam et Ève vivaient au Paradis dans une félicité
parfaite que rien ne troublait; ils étaient nus,
mais couverts d'un poil suffisant pour les garantir
contre le soleil ardent et le froid rigoureux qui
règnent sur le plateau de l'Himalaya. Mais lorsqu'ils connurent qu'ils étaient nus, ils cousi-
rent ensemble des feuilles de figuier et s'en firent
des ceintures. Puis, la coquetterie d'Ève aidant,
l'eau du lac lui servait de miroir; ils se firent des
vêtements de peau. Ce fut alors que Dieu les
chassa du Paradis et les condamna à souffrir
éternellement de maladies cruelles. En s'affublant
de vêtements, Adam et Ève détruisaient le poil
qui, originairement couvrait leur peau.

16. *Spécimen vivant de nos ancêtres anté-
diluviens.* — Il y a une cinquantaine d'années, j'ai
vu un spécimen vivant de nos ancêtres antédilu-
viens. Ce phénomène nous fut présenté à Saint-
Pétersbourg et examiné par une commission
nommée *ad hoc.* Je transcris mes notes prises
alors :

« Le sujet présenté par son cornac américain,
se nomme Julia Pastrana; elle à seize ans et a été
trouvée, dit-on, dans les forêts vierges de la
Patagonie. Tout son corps est couvert d'un poil

couleur brun, tirant sur le noir, luisant, soyeux et lisse, d'une longueur de 5 à 10 centimètres, suivant que l'endroit où il se trouve est plus ou moins exposé. Les mamelles sont couvertes d'un léger duvet. La chevelure luxuriante qui couvre sa tête est longue d'à peu près un mètre et rejetée en arrière avec beaucoup de grâce. Elle est svelte et mignonne avec des yeux adorables. Nous constatons qu'elle est *puella integra*. Elle n'a pas encore toutes ses dents, mais celles qu'elle a sont blanches, saines, sans tartre et sans aucun défaut. Elle est gaie et contente, sourit et chantonne du matin au soir. Elle refuse avec dégoût la viande, le vin, les liqueurs. Elle ne mange que des fruits, du pain, du beurre, des gâteaux et du sucre; elle ne boit ni thé, ni café, absolument rien que de l'eau pure. Tout ce qu'elle mange et boit doit être froid. Il y a autour d'elle un charme étrange. Quand on passe doucement la main sur son poil couché, il s'en dégage un fluide électrique qui produit un effet délicieusement émouvant. Elle a le type plutôt juif. Sa tête et son buste sont admirables. Les mains et les pieds sont petits, le coude-pied très haut. Tout en elle est aristocratique et elle est certainement de bonne race pure, sans aucun mélange simiesque.

» Elle est très intelligente et se fait facilement comprendre par son vieux cornac, avec lequel elle communique avec beaucoup de vivacité, par des signes et quelques mots d'anglais, qu'elle a appris depuis qu'elle a été découverte. Elle porte un léger peignoir volant en cachemire blanc. Je me rappelle parfaitement que nous tous, vieux et jeunes, nous étions amoureux fous d'elle, et nous déclarions avec enthousiasme quelle jouissance divine cela serait de voir nos femmes en antédiluviennes. Un jeune médecin s'est effectivement marié avec elle, mais la pauvrette est morte très jeune, étouffée sous les vêtements dont elle était forcée de s'affubler.» Vieillard de soixante-douze ans, je suis encore tout ému de ces souvenirs, en écrivant ces lignes.

17. *L'homme contemporain continue à détruire le poil qui lui reste.* — La calvitie qui défigure l'homme et rend le jeune homme pareil à un vieillard décrépit, provient uniquement de ce que nous sommes habitués à nous couvrir la tête. Les hommes, avec leurs bonnets de nuit de coton, de ridicule mémoire; avec leurs couvre-chefs brodés, ornés de glands dorés qui subjuguaient nos grand'mères; avec leurs tuyaux de poêle pour allonger leur chétive personne ont réussi à faire tomber le poil de leur tête, le plus dense de tout le corps. Remarquez le haut de leur petite tête, là où ils la couvrent avec le chapeau, les cheveux sont complètement détruits. Dans la nuque, à l'air libre, leurs cheveux continuent à croître et prouvent qu'ils ne seraient pas chauves, s'ils ne s'étaient pas couvert la tête. Un peu plus bas, où les vêtements recouvrent le corps, le poil disparaît de nouveau. Les femmes ont mieux réussi à conserver leur chevelure, cet ornement précieux de leur personne, en évitant de couvrir leur tête, que par coquetterie elles tenaient à ne pas cacher. Mais si elles continuent à mettre ces formidables chignons, ces nids dégoûtants de poussière et de parasites, elles seront chauves comme nous.

18. *Sans poil, la peau, l'émonctoire le plus important n'agit pas.* — L'expulsion des inassimilables par les voies émonctoires de la peau doit être constante et égale. Il est de la plus haute importance pour la santé et la vie de l'homme que la peau se trouve toujours dans l'état normal. La moindre diminution dans sa faculté éliminatrice produit des effets funestes.

Quand l'épiderme a été détruit par une brûlure

purement superficiélle, pour un tiers à peine de son étendue, l'homme meurt, non pas par les plaies généralement superficielles, mais simplement par la destruction d'une partie des pores émonctoires de la peau.

Au moyen-âge, à Rome, l'Église fabriquait des anges, en dorant la peau des jeunes filles que les prêtres plaçaient ensuite sur les autels. Je le vois d'ici, le moine romain, élévé dans l'abstinence, coller les feuillés d'or sur le corps de la jeune fille, je le vois :

Puellæ ad pedes stantem
Libidine trepidantem.

Toutes ces jeunes filles mouraient misérablement, avant même que les fêtes de Pâques ne fussent finies. Les prêtres ignorants proclamaient que Dieu les avait fait monter au ciel, auprès de lui, par grâce spéciale. La dorure de ces pauvres fillettes avait tout simplement bouché les pores de leur peau et avait empêché ainsi l'expiration cutanée des inassimilables. Elles étaient condamnées à mourir irrémédiablement.

L'empereur Nicolas de Russie habillait ses chevaliers-gardes en peau blanche, collante au corps, de façon que, quand ils tombaient, ils ne

pouvaient pas se relever seuls. Pour ôter leur
culotte qu'on leur mettait mouillée et qui devait
sécher sur leur corps, pour ne pas faire de plis,
il leur fallait deux hommes pour les aider. Mais à
peine entrés au régiment, ils commençaient à
s'étioler et la mortalité dans ces régiments d'élite
était beaucoup plus grande que dans les autres
régiments, malgré le régime substantiel dont ils
étaient favorisés. Mais aussi, ils étaient splendides
en leur uniforme blanc, immaculé, avec l'aigle
doré sur leurs casques dorés, encadrant un
visage pâle, tout aristocratique.

19. *Nécessité de trouver un équivalent pour le
poil perdu.* — L'importance du poil sur la peau de
l'homme pour l'élimination régulière et continue
des inassimilables étant prouvée, il s'agit de
trouver un équivalent qui le remplace tant bien
que mal. Rien, il est vrai, ne saurait le remplacer
complètement, tant il est, comme tout dans la
nature, admirablement adapté à sa destination
de provoquer et d'entretenir la transpiration. Cou-
vrant la peau d'une mince couche de poil, il
immobilise sur la peau une couche d'air qui,
mauvais conducteur de la chaleur, est suffisante
pour conserver à la peau une température toujours

constante de + 37 degrés qui est nécessaire pour
entretenir la régularité des fonctions éliminatrices
des glandes sudipares et sétacées. Le froid en ré-
trécit les issues et empêche la libre sortie des inassimilables. Cette couche de poil garantit en même
temps la peau contre la poussière et toutes les
autres impuretés qui pourraient se déposer sur la
peau et en boucher les pores. Elles sont inter-
ceptées par le poil où elles restent déposées. Une
bonne pluie, survenant en moyenne une fois par
semaine, nettoyait — au Paradis — le poil et la
peau, et leur rendait leur vigueur primitive. Le
mieux serait donc de faire repousser le poil que
nous avons détruit par les vêtements dont nous
nous sommes couverts pendant des milliers
d'années. Mais, hélas ! c'est impossible. L'état de
notre civilisation tend à nous éloigner de plus en
plus de la nature. Par nos habits nous avons
atrophié notre peau. Il faudrait des années pour
la mettre en état de faire repousser les cheveux.
Affaiblis, dégénérés que nous sommes, nous
mourrions certainement de froid avant d'avoir at-
teint notre but. Le retour à la nature serait peut-
être possible, si nous arrivions à diminuer nos
vêtements. J'étais très velu et je le suis devenu
bien plus encore depuis que je me couvre très

légèrement. Je portais chapeau, mes cheveux commençaient à s'éclaircir, j'eus recours à un moyen héroïque, je ne portais plus rien sur la tête et je parvins ainsi, à force de divers ménagements, à aller à Saint-Pétersbourg, tête nue, comme le fait le pasteur Dalton. Mes cheveux repoussèrent vigoureusement. La nature nous viendrait certainement en aide, ses forces régénératrices sont restées intactes, malgré les milliers d'années que l'homme s'est efforcé à la contrarier et à la maltraiter, mais malheureusement, la pruderie et la coquetterie, héritage d'Ève, en empêchent la réalisation. Et pourtant, Julie Pastrana était beaucoup plus décente que toutes ces dames qui, allant au bal, découvrent la moitié de leur corps pour faire naître, chez le voisin, l'envie d'en découvrir l'autre. La décence et la morale n'y perdraient rien, si nous pouvions revenir à la nature, mais jamais le grand monde, petit et malingre, n'oserait se montrer sans son attirail d'étoffes précieuses qui cache si bien ses défauts. L'homme et la femme nus, dans leur simplicité et leur beauté naturelle, ne sont pas indécents. Je me rappelle avoir vu à Saint-Pétersbourg, dans ma jeunesse, les hommes, les femmes et les enfants aller ensemble dans le même bain public, au Kalaschnikoff pristanne, et y rester tout nus des heures entières pour se laver, sans qu'aucun signe extérieur trahit la moindre | émotion. C'est ainsi que cela devrait être et que cela a été avant que nos ancêtres fussent chassés du Paradis. Mais cet état de béatitude réelle est perdu pour nous, pour toujours.

20. *Conditions essentielles des vêtements destinés à remplacer le poil.* — La Médecine Réformée ayant reconnu dans le poil perdu la cause première de toutes les maladies de l'homme doit s'avouer impuissante de remédier radicalement à cet état profondément triste. Elle doit se borner à créer des vêtements intimes qui s'appliquent sur la peau et remplacent tant bien que mal le poil.

Ces vêtements intimes, devant remplacer le poil, doivent avoir par conséquent à peu près les mêmes propriétés qu'a le poil. Ils ne doivent pas boucher les issues des glandes logées sous l'épiderme, par lesquelles l'expiration cutanée se fait. L'étoffe pour les vêtements intimes doit être perméable et ne pas empêcher la transpiration de se répandre librement. En même temps, elle doit retenir immuable sur la peau la couche d'air qui l'entoure et empêcher ainsi tout changement brusque de la température de la peau, pour donner au sang le temps d'affluer et de rétablir immédiatement l'équilibre, en élevant la chaleur de la peau à la température normale de + 37 degrés. La température du corps humain chez| les Esquimaux, ainsi que chez les nègres, en hiver comme en été est constante à + 37 1/2 environ. La moindre différence en plus ou en moins est un signe certain de maladie. Si elle arrive jusqu'à 4 degrés et qu'elle s'y tient, l'homme est sûr de mourir. L'alcool absorbé augmente d'abord la chaleur naturelle, mais inutilement, car il la fait baisser d'autant et de plus aussitôt après. Les buveurs de spiritueux ont toujours froid, les buveurs d'eau ont toujours chaud.

21. *La laine qui couvre la peau des mammifères est la seule matière qui puisse remplacer notre poil perdu.* — Les étoffes en laine, tricotées à mailles peu serrées sont les meilleures. Les vêtements en toile ou en coton ne valent rien. Les flanelles sont beaucoup trop serrées et deviennent, après la lessive, presque imperméables.

La peau de l'homme doit rester constamment couverte des vêtements intimes; comme l'animal ne reste jamais à découvert et s'en trouve si bien,

il faut que l'homme tienne sa peau toujours couverte des vêtements intimes. Il est donc de la plus
haute importance pour la femme, pour sa progé-
niture, pour nous tous enfin, qu'elle cesse de se
décolleter. Un grand nombre de jeunes femmes
succombent aux maladies provoquées par cette
funeste habitude. Je conçois qu'une vieille folle
aille au bal outrageusement décolletée, mais je ne
comprends pas qu'une jeune fille descende à
entrer en lice avec ces vieilles nourrices qui
feraient rougir un gendarme. La reine d'Angleterre très belle, très robuste de santé exigeait,
tant qu'elle était jeune, que toutes les femmes se
présentassent à la cour en décolleté. Actuellement,
souffrant de rhumatismes, elle n'insiste plus ; mais
Dieu sait combien de jeunes filles et de femmes
ont été victimes de cette mode barbare. Les impératrices, les reines, en un mot, toutes les femmes
qui sont placées au sommet de l'échelle sociale et
ont une influence prépondérante sur la mode
devraient, dans l'intérêt de leur propre santé et de
celle des femmes en général, commander au lieu
d'obéir à la modiste et proscrire cette mode ab-
surde et indécente. Notre auguste impératrice et
sa sœur, si sympathique, la princesse de Galles,
devraient commencer à donner l'exemple et ne

jamais se décolleter. Toutes les femmes raisonna-
bles applaudiraient et suivraient la nouvelle mode;
libre aux folles du demi-monde de continuer à se
décolleter dans leurs boudoirs. Par cette victoire,
nullement facile, j'en conviens, les grandes dames
à la tête des nations rendraient au genre humain de
bons services, en réalité plus importants que n'en
rendent leurs maris avec toute leur politique trans-
cendante. Si la présidente de la République fran-
çaise daignait se joindre à l'impératrice de Russie,
les modistes françaises, qui font la loi au monde,
se plieraient bien vite à leur volonté bien ferme-
ment arrêtée. Les pauvres pères cesseraient
d'être les bourreaux de leurs filles, et enfin, on
pourrait punir toute femme décolletée comme
coupable d'un attentat qualifié à la pudeur.

23. *Conditions des habits extérieurs.* — Les
habits extérieurs destinés à être portés par dessus
les vêtements intimes doivent être autant que possible en tricot de laine léger, sans doublure. Nos
grands tailleurs sont très forts pour nous mettre
jusqu'à quatre couches de calicot glacé, l'une sur
l'autre, qui empêchent absolument toute sortie de
la transpiration. Elle se condense en sueur,
mouille tout ce qui se trouve dessous et produit

un froid désagréable et très nuisible à la santé.
Les habits extérieurs doivent être aussi légers que
notre nature frileuse le permet. Nul besoin de
mettre une pelisse, un manteau ou un pardessus,
quand on sort. Le plus sûr moyen de prendre
froid est de quitter ces doubles habits quand on
rentre. Marchant sous le poids de ces habits extra,
on produit une somme de chaleur beaucoup plus
grande qu'il n'en faut pour compenser la différence de température de l'air extérieur avec celui
de la chambre. Une sueur profuse mouille tout et
produit un froid d'autant plus nuisible que la chaleur a été plus grande. A Saint-Pétersbourg, nous
sortions avec un froid qui atteignait souvent
— 30 degrés, sans nous couvrir plus que nous ne
l'étions dans les classes chauffées à + 18 degrés.
Après quelques minutes de mouvements vigoureux, nous avions plus chaud dehors que dans
nos classes surchauffées. Au Midi, à Nice où
nous passons nos hivers, il est indiqué, pour les
vieillards frileux de se couvrir quand on rentre.
La température est souvent bien plus chaude,
surtout au soleil, que dans les chambres
non chauffées. Dans le Midi, nous autres habitants du Nord, surchargés d'habits, nous devons
éviter le soleil en hiver. Le passage brusque du

soleil à l'ombre, qui produit souvent une différence de plus de 25 degrés, est très dangereux pour la santé. Le dicton niçois dit vrai : « Si tu veux te défaire de ta femme, promène-la au soleil. » En tout cas, on ne doit jamais ôter son pardessus immédiatement après être rentré, il faut toujours attendre que la sueur, inévitablement provoquée par la marche, ait complètement disparu, mais mieux vaut rester en mouvement, en le ralentissant graduellement. Les vêtements et les habits doivent être larges et nulle part serrer le corps. Les corsets ne doivent pas être roides et laisser toute liberté à la poitrine. Point de jarretières, point d'élastiques, même pas aux bottines. Nulle part du caoutchouc qui est imperméable, ni comme manteau, ni comme galoches, il faut l'éviter comme la peste. Mac'Intosh a sur sa conscience un grand nombre de victimes ; son règne est fini. Les pantalons ne doivent pas toucher les parties génitales. L'habitude des hommes, de monter les pantalons jusqu'à l'aine et de refouler les parties à gauche, en les exposant à la pression et au frottement du pantalon est dangereuse. Cela provoque souvent une irritation qui prédispose à de graves maladies. Les pantalons à la turque sont beaucoup plus rationnels. Comme ils ne sont

pas de mode, on les cache sous la redingote bou-
tonnée. Les Russes, les Turcs et tous les peuples
d'Orient ne portent pas d'autres pantalons. Du
reste, ils sont plus décents que ces pantalons col-
lants qui accusent souvent de faux charmes fasci-
nateurs.

L'HYGIÈNE DE LA MÉDECINE RÉFORMÉE

24. *Les préceptes d'hygiène de la Médecine Réformée, basés sur des axiomes indiscutables sont simples,
précis et ont cet avantage précieux pour les pauvres,
de ne coûter absolument rien.* — Devant nous, les
riches et les pauvres sont égaux ; le pauvre a peut-
être l'avantage d'avoir une santé moins attaquée par
des drogues qui se vendent généralement au
poids de l'or et sont moins accessibles aux pauvres.

La restitution *in integrum* du corps de l'homme
par la substitution des vêtements intimes au poil
nous ayant réussi, tant bien que mal, il nous reste
à exposer les préceptes indispensables pour conserver la santé du corps. Le milieu dans lequel
vit l'homme civilisé a une telle influence délétère

sur sa santé et son bonheur, que la durée de la vie de l'homme qui devait dépasser cent ans est diminuée de plus de la moitié. La moyenne de la vie humaine n'est actuellement que de trente-cinq ans. Les préceptes que nous donnons ont tous été expérimentés par nous-mêmes avec un succès constant. Ayant exposé les principes sur lesquels est basée la Médecine Réformée, nous croyons inutile d'y revenir dans l'hygiène. Le lecteur attentif saura trouver sans nous le lien qui unit les préceptes aux axiomes. Nous devons pourtant recommander la plus scrupuleuse attention à tout ce qui concerne les vêtements intimes. Il ne faut pas oublier que ces vêtements ne sont qu'un expédient qui est loin de présenter les mêmes garanties que le poil des animaux. Nos préceptes paraîtront peut-être trop minutieux, puérils même, mais il est indispensable que l'on les exécute tous ponctuellement et surtout avec persévérance. Il faut une très grande force de caractère pour faire régulièrement de petites choses insignifiantes en elles-mêmes, nécessaires dans leur ensemble. Mais aussi quelle jouissance à nulle autre pareille que celle de sentir les effluves de la vie remuer délicieusement le corps et l'âme.

Il est inutile de prémunir nos adeptes contre les

mille ruses mensongères qu'emploient les charla-
tans pour vendre à 5 francs leurs drogues qui ne
leur coûtent pas même un sou. Les remèdes que
la Médecine Réformée recommande se trouvent
partout et ne coûtent absolument rien. Ce livre
même que vous tenez en main, est vendu à un
prix modique pour faire connaître les vérités
éternelles que défend la Médecine Réformée. Il
portera un numéro courant qui indiquera le
nombre de nos adeptes, car il est impossible que tout lecteur ne devienne pas un fervent
sectaire de la Médecine Réformée. Quand il s'agit
de notre propre existence, il n'y a pas de pré-
jugés qui puissent nous retenir.

25. *La conservation de la peau comme voie
émonctoire.* — La peau n'étant pas dans son
état normal, à cause du poil dont elle est privée,
est plus menacée dans ses fonctions que tout
autre voie émonctoire. Il faut la traiter avec un
soin méticuleux, car les vêtements intimes sont
loin de remplacer le poil perdu. De là, la nécessité,
pour tenir les pores de la peau largement ouverts,
de procéder aux frictions de tout le corps, au
moins une fois par semaine. En sortant du lit,
prenez un essuie-main, long de 1 mètre et large de

70 centimètres, en toile grossière, avec des nœuds
saillants (œil de perdrix), mouillez-le dans l'eau
froide, de la température ambiante, tordez-le et
frottez avec vigueur toutes les parties du corps de
la tête aux pieds. Pour frotter le dos et l'épine
dorsale passez l'essuie-main derrrière le dos en
le tenant par les extrémtés, d'abord sur l'épaule
droite et sous le bras gauche, puis alternez, en le
passant sur l'épaule gauche et sous le bras droit,
de façon que l'épine dorsale, les deux omoplates et
toutes les parties environnantes soient vigoureusement frottées. Frottez fort l'aine, le scrotum et
les pieds. Nettoyez profondément l'anus. Pour
essuyer, prenez un pareil essuie-main sec et frottez
toutes les parties du corps jusqu'à ce que la
peau soit sèche. Mettez vite les vêtements intimes,
habillez-vous et sortez. Toute cette opération
est aisément supportée par les natures les plus
faibles. On peut l'appliquer sans crainte dans tout
état de santé : aux vieillards, aux femmes, aux
enfants, aux nouveau-nés. Les femmes à leurs
époques n'ont rien à craindre ; au contraire, la
révolution se fait plus aisément. Quand elles sont
trop craintives, elles peuvent se ménager. Il n'y a
pas d'exemple qu'un malade, quelque grave que
soit la maladie dont il souffrait, n'ait pas ressenti

immédiatemeut un grand bien-être, de ces frictions. Les mourants même, c'est un fait maintes
fois prouvé, reviennent et oublient, pour le
moment, de mourir. En Russie, le peuple porte
les nouveau-nés à l'Eglise pour être baptisés. En
plein hiver, dans une église naturellement froide,
on déshabille le marmot devant l'autel, le diacre
verse l'eau telle qu'elle est, sans être chauffée,
dans les fonts baptismaux. Le prêtre, prend
l'enfant, dans la main gauche, lui bouche avec
les trois doigts, les deux oreilles et le nez, et
le plonge tout entier trois fois dans l'eau. L'enfant
crie d'abord, devient rouge comme une écrevisse,
mais se tait bientôt, visiblement satisfait de cette
opération et s'endort profondément. Plus tard, ce
petit citoyen qui a fait son entrée dans le monde
d'une façon aussi peu cérémonieuse, va régulièrement une fois par semaine au bain, transpire
dans une étuve surchauffée, et ruisselant de
sueur, il sort tout nu, en plein hiver, dans la cour,
se roule dans la neige et rentre au bain en pous-
sant des cris de joie. Nous avons fait la même
chose plusieurs fois, *joci causa*, sans aucun incon-
vénient: au contraire, n'étant pas marié, cela nous
excitait trop. Il suffit d'avoir une seule fois ressenti
la béatitude que procure la friction froide pour

partager l'enthousiasme des adeptes de la nouvelle école. Il est essentiel de faire la friction immédiatement après avoir ôté ses vêtements intimes. La règle donnée par la Médecine Orthodoxe de n'entrer dans le bain froid qu'après s'être refroidi complètement, ou celle donnée par l'hydropathie de rester dans le bain froid jusqu'à l'anéantissement de la chaleur naturelle, toutes ces inventions contraires à la nature ont été souvent la cause de graves maladies. En général, les frictions froides sont incomparablement plus salutaires que les bains froids ou chauds qui sont loin d'être sans danger. Les faibles et les craintifs se feront frictionner sur le lit, en n'ôtant les vêtements intimes que partiellement. Comme le moujik et toute sa famille va régulièrement tous les samedis au bain et se lave consciencieusement avec de l'eau froide, il est toujours resplendissant de santé et de propreté. Ses habits, son touloupe sont sordides, mais son corps est propre et sa peau à l'état normal. Imitez les Russes, vous vous en trouverez bien.

L'Angleterre sait apprécier les merveilleux résultats de l'hygiène. Dans ces dernières années, elle a remarquablement diminué le chiffre de sa mortalité. Si la France, au lieu de nous faire la

guerre en Crimée avait, dans le temps, pris les
mêmes mesures, elle aurait sauvé la vie non
seulement aux centaines de mille Français qui ont
été immolés sur les champs de bataille et dans les
hôpitaux; mais encore, elle aurait conservé la vie,
annuellement, à plus de 100,000 habitants qui
sont tombés victimes de l'insouciance et du mé-
pris des prescriptions hygiéniques. On reste
ébloui du tableau merveilleux, si l'on se repré-
sente le peuple français adoptant la Médecine
Réformée; elle réduira, nous en sommes profondément convaincus, la mortalité en France de la
moitié du nombre actuel.

Que le conseil municipal de Paris essaie la
Médecine Réformée dans un seul de ses hôpitaux,
le plus réputé par sa grande mortalité. Si dans
six mois cet hôpital réformé n'accuse pas une
notable diminution dans la mortalité, dans les
dépenses, dans les jours de traitement des malades entrés, nous nous engageons à construire
une maison de santé pour les pauvres. Nous
déposerons cent mille francs le jour où le conseil
municipal acceptera notre proposition.

26. *Traitement des nouveau-nés.* — A peine le
nouveau-né a-t-il fait son entrée dans le monde

que la mère anxieuse le fait couvrir de façon à
avoir plus chaud dehors que dans la demeure qu'il
vient de quitter. On nous croira fou, on criera au
bourreau quand nous demandons qu'on laisse le
nouveau-né à côté de la mère très légèrement couvert ou plutôt tout à fait découvert, comme la
nature le veut. Les enfants russes ayant supporté
sans aucun dommage pour leur santé l'opération du baptême, gigotent avec délices, visiblement contents d'être libres de toutes entraves.
Considérez donc, bonnes mamans, quel supplice
cela doit être pour vos enfants, à peine sortis de
leur prison, d'être de nouveau emmaillotés et serrés
bien plus fort qu'il ne l'étaient chez vous. Il crient et
se démènent pour échapper aux tortures que vous
leur infligez. Nous ne savons que trop que nous
prêchons dans le désert et que, pour obtenir de
vous que vous confiiez vos enfants aux mains de
Dieu, il faut que vous ayez appris à mépriser la
routine. Couvrez-les légèrement, mais ne les em-
maillotez pas. Mettez-les dans un lit ordinaire dont
vous aurez garni les deux côtés de toile de cinquante centimètres de hauteur, de façon à former
leur chambre à coucher, close de tous les côtés. Ils
se passeraient bien de matelas, mais nous les leur
donnons, pour qu'il soient mollement couchés, les

pauvres chérubins. Après cela, allez vous-en, mamans, et ne venez que quand ils vous appelleront pour que vous leur apportiez du lait bien chaud. Remarquez que la nature ne trouve nullement nécessaire que vous restiez couchées. Nous avons connu, à Saint-Pétersbourg, une modiste qui, accouchée toute seule dans la nuit, est allée le matin déposer son enfant dans le Tour, aux Enfants-Trouvés, l'a béni, l'a baptisé en le mouillant de ses larmes, et est retournée à son atelier. Elle n'a perdu en tout qu'une demi-journée. A la chemise de son enfant, elle avait attaché un bout de papier, où elle avait écrit avec une main fiévreuse ces mots : « Pardon, mon ange ! » J'ai vu ce papier, j'ai vu les traces de ses larmes, je connais la mère, je connais l'enfant. Tous sont heureux et bénissent l'impératrice qui a créé les tours et le palais des Enfants-Trouvés, qui est plus grand que le sien propre.

Vous voyez donc, bonnes mères, que la nature vous encourage à ne pas vous dorloter. Elle ne manquera pas de vous récompenser par une santé robuste qui vous permettra d'accomplir avec joie les devoirs sacrés qu'elle vous impose. Votre premier devoir est de nourrir votre enfant de votre propre sein. Une mère n'a pas le droit de

refuser son sein à son enfant. Ne dites pas : je
suis trop faible, mon lait n'est pas bon, il n'est
pas suffisant. Celle qui peut faire un enfant, peut
le nourrir. C'est le crime le plus grand, c'est le
plus irrémissible crime qu'une mère puisse com-
mettre que d'envoyer son enfant en nourrice. La
nourrice mercenaire, c'est toujours le cas, n'a
plus le premier lait qui est très laxatif et qui est
nécessaire à l'enfant pour le débarrasser du mé-
conium, les inassimilables accumulés dans les
gros intestins de l'enfant pendant les neuf
mois de la gestation. Plus le lait de la nourrice
date de longtemps, plus il constipe l'enfant, et plus il
risque de le faire mourir dans d'atroces souffrances.
C'est une des causes de l'effrayante mortalité des
enfants en bas âge. Et c'est vous, sa mère, qui
êtes cause de toutes ces misères. Si votre enfant
mourant vous appelle de son regard toujours
plein d'amour pour sa mère, pouvez-vous le
presser sur votre cœur sans mourir de honte et
de désespoir. Et quand vous-même, vous paraîtrez
devant Dieu, votre juge, le spectre émacié de
de votre enfant ne viendra-t-il pas vous accuser
d'avoir abandonné l'être que Dieu vous avait confié.
Je vous plains, malheureuse. Dieu vous aban-
donnera, comme vous avez abandonné votre

enfant. Votre expiation commencera déjà ici-bas.
La nature punit ces mères dénaturées, en les pri-
vant des joies ineffables de la maternité. Elle les
punit par de graves maladies provoquées par
les inassimilables qui devaient s'écouler avec le
lait et servir de purgation à l'enfant. La mére
et l'enfant souffrent également de cette mons-
trueuse violation des lois de la nature. L'État devrait
intervenir et punir ces mères cruelles, cela serait
le meilleur moyen de relever la population.

Aussitôt que l'enfant commence à sourire,
mettez-lui les vêtements intimes, sortez-le à l'air
libre, quelque temps qu'il fasse, mais ne lui cou-
vrez jamais la tête. Ne craignez ni le soleil, ni le
froid, ni la pluie, Dieu lui couvrira la tête avec une
abondante chevelure, en très peu de temps. A
Londres, vous pouvez voir, près de Saint-Paul, une
très grande école populaire, entièrement gratuite
grâce à la libéralité d'une des reines d'Angleterre,
ce sont *The blue coat boys* (les garçons à robe bleue)
qui ne portent jamais rien sur la tête. Tous ont la
plus belle chevelure du monde qu'ils gardent jusqu'à leur mort. Comparez ces gaillards aux
lycéens français, qui sont chauves avant do sortir
du lycée. Avis amical à M. Godard, l'éminent
directeur de l'école Monge.

27. *Evitez soigneusement les courants d'air.* — Les courants d'air dans nos chambre sont produits toutes les fois qu'il y a des ouvertures communiquant avec l'air libre dans les côtés opposés de la chambre. Ces courants d'air agissant d'une manière constante sur une certaine partie du corps humain chassent l'air qui l'environne et lui sert de couverture; cette partie est vite refroidie, les pores de la peau sont rétrécis et la libre sortie des inassimilables est entravée. Dehors, dans les champs, un grand vent, même très froid, qui nous enveloppe de tous les côtés ne nuit point à notre santé. Le sang fouetté par le vent, par la pluie et par le mouvement que nous nous donnons forcément afflue avec vigueur à la peau; aussi les animaux en liberté ne souffrent-ils jamais de refroidissements; ce ne sont que nos pauvres animaux domestiques, tenus dans des étables chaudes, qui y sont soumis tout comme nous autres, pauvres créatures. Pour éviter les courants d'air, il faut tenir les portes fermées pendant qu'on est dans la chambre et ne laisser ouverte qu'une seule fenêtre.

28. *Arrangement de nos chambres conformément aux lois de la Médecine Réformée.* — La chambre ne doit avoir de fenêtres que d'un côté. La porte

doit se trouver dans un des deux côtés contigus,
aussi près de la fenêtre que possible. Le reste des
côtés et le quatrième côté qui fait face aux fenêtres doit former mur plein. Dans une chambre
pareille, on peut demeurer la fenêtre ouverte sans
souffrir des courants d'air et du froid. C'est une
grave erreur, accréditée par la médecine orthodoxe que, pour rendre l'air vicié respirable
et bon, il faille établir un courant d'air. Nous
avons trouvé, par des expériences réitérées, qu'il
suffit de donner accès à l'ozone, cet oxygène à
la seconde puissance, qui, entrant sans doute par
endosmose, pénètre l'air vicié et lui rend toutes
les qualités de l'air libre. Nous ne connaissons
pas encore la nature de l'ozone, mais il existe, et
nous sentons sa présence comme par miracle, au
moment même que nous lui donnons l'accès dans
nos chambres remplies d'air vicié. Peut-être que
la question de la ventilation des grandes salles de
réunion, remplies de monde, se résoudra dans un
avenir prochain, sans qu'on ait besoin de produire
ces terribles courants d'air qui sont aussi nuisibles pour la santé que l'air vicié que nous sommes obligés de respirer. Sur ce principe, j'ai fait
construire pour moi, chez Binder, une voiture, un
landau-paravent, qui me permet de jouir de l'air

libre, sans souffrir du courant d'air produit par le mouvement de la voiture. Avec un grand froid et une pluie battante, je m'y trouve admirablement à l'aise, sans avoir besoin de fermer les fenêtres.

Les Anglais dorment la fenêtre ouverte, c'est le remède souverain contre l'insomnie. Ils adopteront notre chambre et s'en trouveront bien. L'importance de respirer pendant la nuit un air suffisamment ozoné est prouvée. La nature n'a nullement créé les maisons où nous végétons privés d'ozone pendant les trois-quarts au moins de notre vie. Ouvrez les vasistas de votre chambre à coucher, en vous garantissant du courant d'air, vous vous réveillerez toujours frais et dispos.

Un des puissants de la terre, sous prétexte de faire un voyage en Orient, s'établissait, sur notre conseil, dans le désert, près du Caire, et y passait incognito, sous une tente, les six mois de l'hiver. Il en est revenu complètement guéri d'une terrible insomnie qui menaçait de le rendre fou.

29. *Ne bouchez pas vos oreilles.* — La transpiration par les conduits auriculaires étant arrêtée, il se produit de terribles maux de dents et de tête. Rien, ni air ni eau, ne peut entrer dans les oreilles;

l'air qui s'y trouve les exclut; il n'est nullement nécessaire de les boucher.

30. *Remède contre les maux de dents.* — Ne mettez jamais de bandeau sur la joue autour de la tête, vous y produisez un excès de chaleur qui ne fait qu'irriter la douleur que vous voulez guérir. Vous n'aurez jamais mal aux dents si vous suivez notre ordonnance : tête froide, pieds chauds, bouche rincée matin et soir avec l'eau pure, à la température de l'air ambiant et la poudre à dents suivante : radix galangace et carbo tiliace pulverisatace *aa.* Cela ne coûte pas cher et vaut infiniment mieux que toutes les poudres à dents que la réclame nous conseille d'acheter à 5 francs le flacon.

31. *Le cosmétique universel* — C'est le seul qui soit efficacé, le seul qui ne nuise pas, le seul qui effectivement embellisse, le seul qui soit constant et ne perde jamais sa beauté. Votre Veloutine ne vaut pas notre Krow-s-molokomme.

Notre cosmétique ne coûte absolument rien. Essayez-le pendant une seule semaine et nous sommes sûrs, que vous nous en serez reconnaissants. Il agit immédiatement, même si votre teint a été complètement abîmé par des fards abominables. Voici notre remède sublime : matin et soir prenez un essuie-main en toile grossière, mouillez-le dans de l'eau froide et frottez la peau du visage, du cou et des mains vigoureusement ; toutes les impuretés du teint, déposées sur la peau, sans aucune exception, disparaîtront ; le nez rouge reprendra sa couleur naturelle. Plus il y a d'humeurs qui sortent, plus sûre est la guérison. Vous pourrez même brosser la peau avec une brosse à dents.

32. *Remède contre les pieds froids.* — Pour rendre aux pieds leur chaleur naturelle, mettez-les dans de l'eau froide et frottez-les jusqu'à ce que le sang y afflue. Plus l'eau est froide, plus vite les pieds deviennent chauds. Ne jamais se coucher avec les pieds froids.

33. *Ne rasez jamais votre barbe.* — La barbe es. une grande garantie contre les maux de dentst Une barbe vierge qui n'a jamais été rasée est soyeuse, sied bien à l'homme et plaît à la femme.

34. *Pour faire pousser les cheveux et les empêcher de tomber.* — Allez autant que possible tête nue et frottez les racines des cheveux matin et soir avec vos dix doigts mouillés dans l'eau froide.

35. *La conservation des poumons.* — L'air, le *pabulumvitæ*, est composé de 21 parties d'oxygène et de 79 parties d'azote, il doit être pur et autant que possible d'une température égale. Tout changement brusque doit être évité. Dans la nature, il y a certainement des soubresauts de chaleur et de froid, mais la transition n'est jamais aussi subite ni aussi répétée que celle que nous supportons en sortant de nos habitations chaudes dans l'air froid du dehors. Comme il nous serait pénible de vivre dans nos maisons sans y élever artificiellement la température, il ne nous reste, pour diminuer la différence des températures, qu'un seul moyen, celui de chauffer modérément nos habitations.

Les salles de spectacles et de grandes réunions sont doublement pernicieuses, d'abord par l'air vicié qu'elles renferment et puis par la grande chaleur qui provoque une transpiration abondante, brusquement interrompue par un courant glacial à la sortie.

L'air, dans ces endroits de perdition, reste souvent des mois entiers sans être renouvelé à fond. Le peu d'air respirable qui s'y trouve est consommé par l'éclairage exorbitant de la scène. Ne mettez jamais les pieds dans ces salles, tant que les directeurs n'y auront pas établi une ventilation sans courants d'air. Placé un soir aux fauteuils d'orchestre, directement sur une bouche de chaleur, j'ai payé ma place avec quinze jours de bronchite. Quant au danger très réel d'y être rôti vif, n'en parlons pas. On ne fait rien pour le conjurer, plus cela change, plus cela reste la même chose. Qu'il me soit permis d'indiquer un remède pratique pour guérir les directeurs des théâtres de leur insouciance. Que le directeur soit obligé d'assister en personne à toutes les représentations aux stalles de la galerie, sur le devant, dans un grand fauteuil doré pour que les spectateurs puissent se convaincre *de visu*, qu'il est à son poste. Soyez tranquille, il fera tout ce qui est humainement possible pour que l'air soit amélioré et que le théâtre ne brûle pas. A Saint-Pétersbourg et à Moscou, nos théâtres sont tellement bien tenus qu'ils ne le cèdent en rien aux salons les plus aristocratiques de la France. On nous admet à nos places une heure avant le commencement de la pièce ; en France, les directeurs font faire la queue dans la rue et n'ouvrent les portes du théâtre que très peu de temps avant le lever du rideau. Le public se rue dans le vestibule, et là, nouvelle queue pour avoir son billet ; tout cela agrémenté d'abominables courants d'air. Après un quart d'heure dé supplice, on arrive enfin à la caisse où l'on vous déclare qu'il n'y a plus de billets. Et le Français, réellement plus patient qu'aucun peuple du monde, s'en va tranquillement à la maison, lui qui a fait des révolutions sanglantes pour des causes bien plus futiles. Si mon conseil de vous faire admettre à vos places une heure avant le lever du rideau n'était pas écouté, faites grève, braves spectateurs. Votre santé, qui est gravement menacée par ces stupidités, vaut bien la peine qu'on s'en occupe.

Dans ma jeunesse, la docte Faculté me déclarait phtisique et m'envoyait à Madère. Dans le temps, je parle d'il y a cinquante ans, il n'y avait qu'une seule communication avec l'Europe par un voilier qui s'appelait *The Dast*. A bord, je rencontrai un très riche Anglais qui ne quittait point le navire et faisait la navette entre Madère et Southampton depuis cinq ans. L'air salin de la mer, très pur, sans poussière, avait arrêté le progrès de sa cruelle maladie. Il vivait heureux et content avec le seul poumon qui lui était resté, grâce aux soins que la bonne qui l'accompagnait prenait de lui. Le climat de Madère me fit beaucoup de bien, je n'étais pas malade ; je n'étais que faible et fatigué. A mon retour par Nice, j'y rencontrai un ami, un ancien officier russe, qui s'y était installé princièrement dans sa villa. Lui aussi vivait heureux et sans souffrances avec un seul poumon. C'est la nature qui les soutient. Ils étaient médicophobes tous les deux.

Il n'y a qu'un seul remède efficace pour fortifier les poumons, c'est de respirer une aussi grande quantité d'air que possible. Après la friction matinale, il faut en respirant faire entrer dans les poumons autant d'air pur qu'ils peuvent en contenir, l'y retenir pendant quelques moments, puis le faire sortir jusqu'à ce que les poumons n'en contiennent plus. Répéter cette gymnastique pulmonaire dix fois, ce qui demande à peu près dix minutes de temps. Respirer autant que possible par le nez en tenant la bouche fermée. Le matin et le soir nettoyer le nez intérieurement en humant de l'eau froide que vous rejetterez après avec force. De cette façon, les fosses nasales ne sont jamais obstruées et le sommeil est beaucoup plus tranquille.

36. *La chambre à coucher.* — Le plancher de la chambre à coucher doit être de préférence en tomettes rouges, posées sur ciment pour être imperméables. Il faut le laver tous les jours avec un torchon mouillé pour enlever la poussière et les inassimilables provenant des émonctoires très actifs pendant le sommeil. Il n'y a pas de meilleur désinfectant que l'eau. Dans la journée, les fenêtres doivent rester ouvertes, et, pour la nuit, il faut ouvrir les vasistas pour ménager l'endosmose de l'ozone. Les descentes de lit doivent être mobiles et aérées pendant la journée. Point de rideaux ni au lit, ni aux fenêtres, ni aux portes. Le lit doit être placé au mur opposé à la fenêtre, la tête, autant que possible, à l'abri d'une lumière vive; le matelas dur, relevé du côté de la tête par un rouleau de 25 centimètres de diamètre que l'on met sous le matelas. Sur ce matelas, formant plan légèrement incliné, on fera placer un second rouleau pareil pour servir d'oreiller. Quand on y mettra la tête, l'épaule devra se trouver sur le matelas, le cou et la tête sur le rouleau. Les oreillers en plume sont détestables, ils enveloppent la tête, l'échauffent et empêchent de dormir tranquillement. Le matelas et les deux rouleaux doivent prendre toute la largeur du lit et être bourrés de varech, de laine ou de crin. La couverture doit être en tricot de laine, à grosses mailles. Pour chemise de nuit, il est bon d'employer un sac en tricot de laine comme les vêtements intimes. Ce sac doit être ouvert aux deux extrémités et être long de 1 m. 75, ayant de 50 à 60 centimètres de diamètre. Il couvre le corps entièrement des pieds jusque sous les bras, ne se dérange pas et ne découvre pas le corps, ce qui arrive souvent pendant le sommeil. Pour les enfants qui rejettent toujours la couverture, ce sac est spécialement recommandable. Pour les voyageurs, souvent exposés, dans les hôtels, à coucher dans des lits ayant servi à des personnes malpropres, ils sont indispensables.

37. *La conservation de l'estomac. — Remède infaillible contre toutes les maladies de l'estomac. —* La grande loi de la nutrition est celle-ci : N'introduisez pas de nourriture avant que les inassimilables ne soient expulsés. En cas de maladie d'estomac, le malade doit immédiatement cesser de manger jusqu'à ce que les évacuations se fassent régulièrement. Si l'état maladif persiste et que les forces du malade tombent trop rapidement, il faut remplacer l'eau par de la boisson, le lait non bouilli, amené à la température de + 25 degrés par l'addition d'eau bouillante. Le lait ainsi coupé, on en peut prendre autant que l'estomac voudra en supporter en augmentant la quantité graduellement jusqu'à quatre litres par jour. Il ne faut pas crain-

dre d'en trop boire, l'estomac en rejettera le superflu. Ce remède de bonne femme, ne nous a
jamais trompé dans des milliers de cas souvent
invétérés.

38. *Faites vœu de ne jamais boire de spiritueux.* —
Saint-Luc, I. 15., dit de Saint Jean: « Il sera grand
devant le Seigneur, il ne boira ni vin, ni cervoise.»
Imitez-le. La défense de boire de l'eau après les
repas a été inventée par les ivrognes. Un verre
d'eau après les repas chasse au contraire l'as-
soupissement qui suit une digestion laborieuse.
Comme tous les stimulants, l'alcool est très nuisible pour la santé. Au mouvement vital, exagéré,
que l'alcool produit dans le corps, succède un ra-
lentissement visible qui ne cesse qu'avec le temps
ou par une nouvelle et toujours plus forte dose
d'alcool. C'est un cercle vicieux qui étreint l'homme
et ne le lâche plus. Le corps et l'âme de l'homme
s'y perdent. Cet horrible poison détruira le genre
humain. Que Dieu nous garde. Une société à l'ins-
tar de celle de Londres, connue sous le nom
The Blue Ribbon distribuant à Paris des rubans
bleus à porter à la boutonnière à tous ceux qui ne
boivent pas de spiritueux aurait un grand succès.

39. *Le lait est la nourriture par excellence surtout pour les enfants, mais à la condition expresse qu'il ne soit pris ni froid ni bouilli.* — Froid, le lait produit la diarrhée, bouilli, la constipation. Deux jeunes anglaises sont mortes en rentrant après avoir pris du lait froid au Pré-Catelan. En tout cas, le lait tiède à la température de + 30 degrés est le plus salutaire.

40. *Le beurre et le fromage, ces deux dérivés du lait sont d'excellents aliments qui, avec le pain, suffisent à eux seuls à nourrir l'homme.* — Nous ne connaissons personne qui ne les aime, les enfants les préfèrent à tout autre nourriture.

41. *La pomme de terre ne mérite nullement la mauvaise réputation qu'on lui fait.* — C'est une excellente nourriture très aimée par les enfants. Cela seul prouve son excellence; mangée avec la viande, elle la rend plus supportable.

42. *La quantité de nourriture nécessaire pour l'adulte a été fixée par la science à :* 200 grammes de viande, 800 grammes de pain, 250 grammes de farineux et de légumes, 25 grammes de graisse. Ces fixations sont tout à fait arbitraires. Règle générale, l'homme ne doit manger que ce qui lui plait et autant que son estomac peut supporter, sans se sentir embarrassé. On s'habitue facilement à manger peu ou beaucoup. Les riches souffrent de l'excès ; les pauvres du manque de nourriture. Une compensation, si profitable pour la santé et pour leur bonheur est nécessaire. L'homme peut vivre beaucoup plus longtemps sans nourriture que sans boisson, et il peut vivre admirablement bien sans viande, tandis qu'avec la viande seule, il mourra misérablement en très peu de temps. La cure, connue sous le nom de *Banting* fait maigrir, mais en même temps elle fait mourir, si l'on ne s'arrête pas à temps, avant que la réserve de graisse du corps, nécessaire pour la vie, ne soit entièrement épuisée. Les bouillons, les extraits de viande et autre produits artificiels, n'ont aucune valeur nutritive et ne profitent qu'à ceux qui les vendent. La viande, en général, est peu profitable, elle est plutôt nuisible à l'homme ; en mangeant la viande, on ne fait qu'introduire dans le corps de mauvaix végétaux, dont les éléments ont déjà servi à former la viande de la bête que nous mangeons, qui elle-même s'est nourrie exclusivement de végétaux. La viande des carnivores est malsaine ; on mange généralement beaucoup trop de viande. Le travail musculaire ne demande que du pain et de la graisse. Les enfants, les meilleurs juges dans les affaires de l'estomac, refusent tous la viande et ce n'est que forcés par des parents routiniers, qu'ils s'y habituent ; s'ils ont le choix, ils préfèrent toujours les fruits, le pain, le beurre, le fromage, le poisson, et surtout les gâteaux sucrés, en un mot, tout ce qui est nourrissant, à la viande et au gibier qui l'est beaucoup moins.

43. *Le Graham bread.* — Le pain, pour être digestif, doit contenir tous les éléments des céréales dont il est fait. Le son ne doit pas être enlevé ; il est essentiellement nécessaire pour empêcher le pain de faire boule dans l'estomac et le suc gastrique de l'imprégner. Le *Graham bread*, qui a fait la fortune de son inventeur, est simplement fait de farine de froment dont on n'a pas retiré le son.

44. *Nous ne sommes pas carnivores.* — De la forme de nos dents, on veut déduire que nous sommes carnivores. Nous croyons, au contraire, que quelques-unes de nos dents ressemblent aux dents des carnivores, parce que nous mangeons beaucoup de viande. Voyez les Anglaises, qui vivent de viande, leurs dents sont effrayantes, tandis que les Françaises et les Russes ont de petites dents magnifiques, parce qu'elles ne croquent que des fruits et des légumes. Les Arabes, qui sont plus grands, plus majestueux, beaucoup plus forts que les Européens, ne mangent guère de viande. La gravelle n'existe pas chez eux. Les Russes ne mangent généralement pas de viande, le pain et le kwass, une espèce de cidre, la remplace et ils ne le cèdent en rien aux Arabes.

45. *Digestion des aliments.* — Le docteur Beaumont a exposé dans son livre *Expériments and observation upon the gastric juice* ses observations sur un blessé à la guerre qui avait gardé un trou de quatre centmètres carrés dans l'estomac, par lequel il observait le processus de la digestion et fixait le temps nécessaire pour la digestion des aliments suivants :

Une heure, pour le riz, les œufs, le lait;

Deux heures, pour le pain, le beurre, le poisson, les fruits, les légumes et les pommes de terre;

Trois heures, pour la viande et les huîtres;

Quatre heures, pour le porc ;

Cinq heures, pour la choucroûte, le suif et les chandelles.

Je doute fort que les Russes mettent cinq heures pour digérer des chandelles.

46. *Recette pour avoir des dents blanches, saines, sans carie.* — Que ne donneraient nos impératrices, nos reines, les dames des *upper ten thousand* pour avoir les dents de nos paysannes russes? Notre remède est, à cet égard, spécifique, mais, tout simple qu'il est, peu de monde aura la volonté de s'y astreindre : 1° Ne pas manger de viande, et 2° ne pas manger et ne pas boire chaud ; tout doit être tiède.

47. *L'eau est indispensable pour notre vie.* — Notre corps contient trois quarts d'eau et un quart de solides. Toute eau limpide, sans odeur, sans couleur et sans goût particulier, en un mot, toute eau telle que la nature nous la fournit, partout en abondance, est excellente pour être bue constamment, avec plaisir et profit pour la santé. L'eau n'a pas besoin d'être chimiquement pure. Au contraire, l'eau purifiée artificiellement est plutôt mauvaise. Bue à l'exclusion de l'eau naturelle, elle

produit de graves inconvénients. Les filtres de-
mandent des soins minutieux de nettoyage et de
propreté, faute de quoi, ils sont plus nuisibles
qu'utiles. Les eaux stagnantes des étangs et des
marais sans être bouillies sont impropres à l'alimentation de l'homme.

48. *Les eaux minérales.* — On peut aller les
voir, mais on doit se garder de les boire. Les eaux
purgatives salines de Kissingen, de Hombourg,
de Wiesbaden et surtout de Carlsbad sont très
dangereuses. Il n'y a pas longtemps, on les buvait
en très grande quantité. Actuellement, les médecins orthodoxes prescrivent à peine la dixième
partie de ce qu'ils prescrivaient jadis à leurs pauvres malades. Autour de Sprudel, c'étaient des
spectres, demi-morts, non pas parce qu'ils étaient
malades, mais parce que ces horribles eaux les
empêchaient de guérir. Beaucoup de Russes vont
tous les ans à Carlsbad. Je n'en connais pas qui
aient supporté ce traitement barbare plus de cinq
années ; généralement ils meurent bien avant.

49. *Les eaux minérales artificielles* — Les mar-
chands et les fabricants d'eaux font des publica-
tions très coûteuses à des intervalles réguliers

pour prémunir le public des dangers imminents qu'ils courent avec l'eau ordinaire, contenant, disent-ils, des millions de microbes, que les coryphées de la médecine ont eu l'extrême bonté de compter. Ils recommandent leur eau, qui souvent provient de la Seine et la vendent très cher. Cette eau, magnifiquement étiquetée est indubitablement impure et souvent complètement gâtée par le temps qu'elle est restée hermétiquement enfermée dans la bouteille. *Mundus vult decipi.* — Malheureusement, il se trouve toujours des raffinés qui préfèrent payer cher et s'empoisonner que de boire l'eau excellente que la nature a mis à leur portée. Les Anglais ont forcé les hôteliers, qui ne tenaient que des eaux minérales, et pour cause, d'avoir toujours sur leurs tables une bonne eau naturelle.

50. *La conservation des forces musculaires.* — Le mouvement, c'est la vie ; la stagnation c'est la mort. Le mouvement est nécessaire pour tout être vivant. L'animal marche et court, tant qu'il n'est pas fatigué, puis il se couche. L'homme primitif faisait de même. Pour se procurer la nourriture, le premier, le seul besoin de l'homme primitif, il était forcé de se donner beaucoup de mouvement en plein air, dans les champs et dans les bois.

Aussi, quand il avait apaisé sa faim, il dormait à côté de sa femme et de ses enfants, se chauffant mutuellement, d'un sommeil bien autrement réparateur que celui de l'homme civilisé. Nous sommes considérablement affaiblis par l'inaction dans laquelle nous végétons enfermés la plupart du temps dans des chambres surchauffées et remplies d'un air vicié. Comme le mouvement naturel nous manque, il faut que nous en fassions un artificiel. Je ne traite ici de la gymnastique, qu'autant qu'elle est nécessaire pour entretenir la santé, et nullement pour cultiver les forces musculaires. Il est certainement consolant de se savoir fort et de pouvoir résister par la force à la brutalité de certains individus qui, dans ces temps de licence, en abusent, comme jadis les tyrans abusaient de leurs privilèges; mais se faire athlète, cela ruine la santé autant que de rester faible. Les forts de la foire et les jockeys des champs de courses, les deux extrémités du développement physique de l'homme, deviennent maladifs et meurent jeunes. Gardez le juste milieu et faites tous les matins, en vêtements intimes, avant de mettre les habits, une série de mouvement systématiques. Chaque mouvement doit être répété dix, vingt ou trente fois suivant l'âge et la force de la personne.

Les mouvements de la tête :

Inclinez la tête en avant sur la poitrine, puis en arrière, sur le dos.

Tournez la tête de façon que le nez soit en ligne avec une épaule, puis avec l'autre.

Faites faire à la tête un mouvement giratoire autour du cou.

Les mouvements des bras :

Jetez les bras en avant et retirez-les pliés sur la poitrine.

Jetez les bras en haut et retirez-les pliés sur la poitrine.

Faites faire aux bras un mouvement giratoire autour de l'épaule.

Les mouvements des reins :

Levez les bras tendus au-dessus de la tête, puis touchez le sol avec les doigts devant les deux pieds joints.

Touchez avec les doigts du bras droit tendu, les deux pieds joints, du côté droit, puis avec les doigts du bras gauche, le côté gauche.

Faites faire au torse un mouvement giratoire autour des reins.

Battez le torse avec les bras :

Battre la poitrine avec les deux bras tendus en les croisant sur la poitrine le bras droit en haut et le bras gauche en bas, puis le bras gauche en haut et le bras droit en bas.

Battre les reins et les deux côtés du bas-ventre, alternativement la main droite sur les reins et la main gauche sur les côtés du bas-ventre ; puis la main gauche sur les reins et la main droite sur les côtés du bas-ventre.

Pressez le ventre avec les deux mains de haut en bas à commencer au creux de l'estomac.

Le mouvement des jambes :

Jetez la jambe droite tendue en avant, puis la jambe gauche.

Levez de côté la jambe droite tendue, puis la jambe gauche.

Faites faire un mouvement giratoire à la jambe droite tendue au-dessus du bassin, puis à la gauche.

Pour terminer, accroupissez-vous sur les talons, puis levez-vous.

Tous ces mouvements régulièrement et consciencieusement faits tous les matins, fortifient la santé et rendent la peau blanche et les joues vermeilles. Ils allongent considérablement la taille et la rendent plus élancée et plus élastique.

51. *Amélioration sensible de la voix des chanteurs.* — Les trois mouvements de la tête que nous venons d'indiquer, ont une influence très salutaire sur le cou et sur le gosier. C'est un remède radical contre l'enrouement et les chanteurs amélioreront et conserveront leur voix d'une manière étonnante, s'ils font ces mouvements deux fois, le matin et le soir.

52. *Les employés doivent se faire une règle de ne pas demeurer près de leurs bureaux.* — Les employés doivent aller à pied à leur bureau et s'en retourner de même, quelque temps qu'il fasse.

53. *Repos.* — L'enfant jusqu'à sept ans a besoin de douze heures de repos ; à l'homme adulte, huit heures suffisent.

54. *Le massage actif est souvent utile, quand on ne l'exagère pas.* — Le massage passif ne peut plaire qu'aux vieilles femmes, quand c'est un jeune médecin qui le pratique, mais inventer des machines compliquées qui font faire les mouvements voulus comme c'est le cas à Bade-Bade, ce n'est là qu'une supercherie faite pour attirer les malades riches et paresseux.

55. *Sortez journellement quelque temps qu'il fasse et restez dehors dans un air frais et pur aussi longtemps que possible.* — Premier commandement de l'hygiène.

56. *Nos enfants à l'école.* — Rester assis, c'est une position qui fatigue beaucoup, même les adultes, quand elle dure longtemps. Dans les écoles, les enfants sont contraints de rester assis la plus grande partie de la journée dans des chambres malsaines, emprisonnés dans des stalles étroites qui ne permettent qu'une seule position : la position normale pour bien écrire. Il est à remarquer que l'enfant ne s'assied jamais quand il trouve le moyen de s'étendre de tout son long. Les anciens Grecs et les Romains étaient couchés, même à table, et les professeurs donnaient leurs leçons aux adolescents en se promenant. Leurs disciples étaient certes plus heureux et mieux portants que les enfants actuels, qui sont cloués sur les bancs de l'école où ils sommeilleraient s'ils n'y étaient si affreusement mal à leur aise. Nous avons tous oublié les tortures que nous avons endurées, mais néanmoins c'était le vrai supplice de Thésée : *Sedet æternumque sedebit.* Le pli pris, l'homme, plus tard, continue à rester assis, alors qu'il devrait être couché.

Il est impossible que cette dépravation physique de la jeunesse continue. M. Godard, l'éminent directeur de l'école Monge, à Paris, a pris l'heureuse initiative de cultiver le corps de ses élèves à l'égal de leur âme. Le cœur se réjouit quand on voit la jeunesse pratiquer avec délices les jeux de la palestre à l'égal des études classiques de l'Académie. Ils mettront peut-être un pied de trop dans leurs vers latins, mais ils seront pendant de longues années de vigoureux défenseurs de la patrie. A quand les callistées, monsieur Godard? Elles auraient un grand succès. L'enfant anglais vit constamment au grand air ; son alimentation se compose de lait, de thé, de pain, de beurre, d'œufs, de riz et de pommes de terre ; une fois par jour de la viande, mais cela jamais après deux heures de l'après-midi.

57. *La conservation des forces procréatrices.* — La discussion de cette question est épineuse, non point par sa nature, car elle est simple comme

tout ce qui concerne le corps humain, mais par
l'intervention de l'Eglise qui ne devrait avoir
absolument rien à y voir. Cette intervention a été
funeste, elle a faussé les relations si naturelles de
l'homme avec la femme, au point que la plupart
des crimes naissent des entraves que les lois
mettent à l'accomplissement d'un devoir impé-
rieux. La nature crie à haute voix : *crescite et multi-
plicamini*, et punit cruellement quiconque n'obéit
pas. L'Eglise intervient, elle condamne la passion
charnelle et ne donne son consentement qu'à la
condition de subir le mariage. Pour le pauvre,
cette condition équivaut à une défense absolue.
La République a mitigé cette rigueur en instituant
le mariage civil et en introduisant de nouveau la
loi sur le divorce; mais tout cela est encore loin
d'être suffisant. Le pauvre est forcé de défendre à
sa compagne la procréation des enfants par tous
les moyens possibles, *per fas et nefas*, si l'État ne
lui en a pas concédé le privilège. Après une abstinence longue et énervante, le jeune homme finit
par se ruer avec frénésie dans des monstruosités
où il détruit à jamais sa santé. La syphilis est
comme toutes les autres maladies, le produit di-
rect des dérèglements de l'homme. Ces entraves
sont renforcées par d'autres difficultés réellemeut

insurmontables pour le monde déshérité. Le grand
problème de fournir à la femme, qui succombe
sous les charges que la société inexorable accu-
mule sur elle, les moyens pour ne pas mourir de
faim, elle et ses enfants, inquiète peu nos pachás
législateurs, qui s'adonnent à la culture des tu-
lipes sur le fumier de la serre chaude où ils se
prélassent. Tant que les relations entre l'homme
et la femme ne furent pas faussées par les difficultés de l'existence, et que l'Eglise offrit, par les
tours, un refuge aux enfants des pauvres, la
syphilis n'existait pas. Elle est éclose vers 1500,
et elle disparaîtra graduellement comme la peste
et les autres maladies contagieuses, quand une
législation simple et naturelle aura assaini les
relations entre l'homme et la femme. De pareilles
lois arrêteront immédiatement la décroissance si
menaçante de la population de la France. Qui
donc serait assez fou pour se charger de procréer
des enfants tant que les lois barbares actuelles
seront en vigueur. Le riche répondra qu'il n'en
voit pas la nécessité, parce que cela diminuerait
ses revenus. Le pauvre baissera la tête et dira
que ses moyens ne le lui permettent pas et il
aura raison; le riche ne veut pas; le pauvre ne
peut pas. Le pauvre n'est jamais sûr du lende-

main, même pour lui seul. S'il est honnête, il
refusera de signer tout engagement par lequel il
doit s'obliger de nourrir sa femme et ses enfants,
sa vie durant; engagement qu'avec la meilleure
volonté il lui est souvent impossible de tenir.
Mais si le malheureux emporté par la passion
longtemps refoulée, a la faiblesse de se soumettre,
de tendre son cou au joug, c'est la misère noire
et atroce qui l'attend. Dans ces conditions, le
malheureux préférera la Vénus mertrix, qui
lui vend ses faveurs sans conditions, il
paie comptant, mais hélas! elle prend hypo-
thèque sur son corps et lui soutire sa der-
nière goutte de sang. Cependant la position qui
est faite à la femme, par les mœurs actuelles,
est encore plus horrible. La passion de la procréation chez elle n'est pas moins forte que chez
l'homme, mais elle a beaucoup plus de force
morale pour la dompter, étant réellement supé-
rieure à l'homme, qui est en train de se perdre.
La moitié des femmes, en France et surtout en
Angleterre, se privent volontiers du bonheur
d'avoir des enfants, elles végètent, maladives et
aigries, leur vie durant. Si elles s'oublient et ces-
sent pour un instant d'être prudentes, quand elles
sont pauvres, voilà leur sort. On les chasse au

moment même où elles ont le plus besoin d'assistance et de protection, elles quittent la maison, s'en vont dans les bois mettre au monde un superbe garçon, elles s'endorment et l'enfant meurt à côté d'elles. Poussées par la faim, elles retournent chez la femme qu'elles ont servie, mais celle-ci en femme vertueuse et riche, livre les pauvres filles à la police, et les juges, très respectables, les condamnent à mort, pour infanticide. C'est là pourtant, une vieille histoire qui est restée toujours nouvelle. Horreur! Les bêtes fauves s'aident entre elles et ne déchirent l'homme que quand elles sont poussées par la faim, et ces mégères restent impunies! et l'Etat se plaint que la population diminue! Malédiction, trois fois malédiction! pour ceux qui peuvent abolir de pareilles lois et ne le font pas.

58. *Projet de loi contre la dépopulation, extrait de notre codex aureus.*

Article 3. — L'homme et la femme sont égaux devant la loi. Les termes de la loi désignant l'homme, désignent implicitement aussi la la femme.

Article 49. — Tout citoyen a le droit de disposer de tous ses biens mobiliers et immobiliers, à titre onéreux ou gratuit, par vente, par donation entre vifs, sans aucune restriction.

Article 138. — Les crèches et les établissements scolaires pour les enfants au-dessous de douze ans ne peuvent être tenus que par des femmes.

Article 143. — Les crèches sont ouvertes pour toute femme qui désire y accoucher. Les femmes peuvent taire leur nom. L'Etat garantit au titulaire de la crèche le payement de la pension des femmes pauvres qui y accouchent.

Article 144. — Il est défendu de mettre les enfants en nourrice. Les crèches reçoivent tous les enfants en bas âge que les mères ne peuvent garder auprès d'elles.

Article 145. — Les enfants abandonnés par leur mère sont adoptés par l'Etat et élevés à ses frais dans les crèches et établissements scolaires, que l'Etat choisira parmi les meilleurs.

Article 146. — La mère ne perd en aucun cas son droit sur l'enfant abandonné ; le père n'a pas d'autres droits que ceux que la mère lui concède.

Article 147. — L'Etat, la commune et tout citoyen ont le droit d'inspecter les crèches et établissements scolaires.

Article 149. — Les crèches et les établissements scolaires sont tenus d'afficher dans leurs établissements leurs conditions d'admission, ces conditions doivent être uniformes pour tout le monde.

Article 166. — L'état paie à l'enfant titulaire d'un brevet d'instruction primaire, ou à ceux qui ont fourni l'argent pour son éducation, une somme à fixer par la Chambre des représentants du peuple.

Article 167. — Tous les enfants du département doivent être inscrits sur les registres de l'inspecteur scolaire qui est autorisé, à défaut de parents ou tuteurs de l'enfant à prendre toutes les mesures nécessaires pour assurer à tout enfant l'instruction primaire, en aliénant au besoin la somme que l'enfant pourra éventuellement recevoir pour son brevet d'instruction primaire.

59. *Intervention de Son Altesse le Prince Alexandre Pétrovitch d'Oldenbourg réclamée par nous pour l'introduction officielle de la Médecine Réformée en Russie.* —Votre auguste père a été le bienfaiteur de la Russie et le mien. Continuant les traditions de famille, vous vous occupez avec une abnégation intelligente des pauvres malades de Russie. Si vous daigniez jeter un regard bienveillant sur notre œuvre, vous trouveriez peut-être des données qui vous permettraient d'élargir vos bienfaits. En Russie, la question de la liberté de la procréation a

une importance extraordinaire pour le peuple qui,
grâce à Dieu, est encore sain et sauf, mais la
nécessité d'assurer la subsistance des femmes et
des enfants tend à empoisonner les relations entre
l'homme et la femme, et produira avec le temps
des résultats désastreux. Ouvrez votre clinique si
magnifiquement installée à la Médecine Réformée.
La Russie vous bénira.

60. *Un phalanstère.* — Dans le peuple, les femmes choisissent toujours l'homme le plus grand,
le plus fort ; les demoiselles le font par intuition,
les femmes par expérience. Dans notre monde,
elles n'ont pas le droit de choisir, elles doivent ac-
cepter, à moins d'être très riches, l'homme qui
possède les moyens d'entretenir convenablement
le ménage. De là une dégénération marquée de la
race humaine. La femme seule est bon juge dans
cette question épineuse. Pour l'amélioration de la
race des chevaux et d'autres animaux domestiques
la République dépense follement des millions,
mais pour la race humaine elle ne fait aucun frais.
Les vieux et les malingres sont les grands pro-
ducteurs de la race humaine, et ne valent pas
grand chose, convenons-en, par l'excellence de
leurs produits. Pour obtenir que la République

partage sa sollicitude également entre les hommes
et les bêtes et pour lui montrer le chemin par lequel elle parviendrait à produire quelque chose de
vigoureux et de fort, nous osons lui soumettre un
projet, pour lequel nous demandons simplement sa
bienveillante protection. Les fonds nécessaires seront fournis par nous. Si l'essai réussit, le gouvernement couvrira la France de phalanstères, qui ré-
duiront considérablement les dépenses du ménage
pour les pauvres, et né seront pas sans agréments
pour les riches. Un bon mouvement, Monsieur le
Ministre.

UN PHALANSTÈRE RÉPUBLICAIN

1. Il est formé une association, sous le nom de
Phalanstère Républicain, qui a pour but la vie
commune de ses membres.

2. Les membres, hommes et femmes, doivent
être de bonne race, jeunes, grands, forts et d'une
parfaite santé. Les candidats seront admis sans
distinction de nationalité, et choisis d'abord par
une commission, ensuite par les membres titu-
laires.

3. Les membres vivent dans la même maison à frais communs. Les droits des hommes et des femmes sont égaux.

4. Les membres gèrent les affaires du Phalanstère à la majorité des voix, et choisissent entre eux une directrice, dont ils fixent les émoluments.

5. Les chambres communes sont toujours accessibles aux membres. La chambre particulière est exclusivement à la disposition du titulaire.

6. Les membres qui s'unissent à des personnes étrangères au Phalanstère sont exclus *de plano*. La majorité des membres à le droit d'exclure, sans appel, quiconque lui paraît ne pas remplir les conditions voulues. La part de l'exclu dans les acquêts lui est payée immédiatement.

7. Les enfants des membres sont élevés à frais communs par la mère, sous la tutelle du Phalanstère; ils sont Français.

8. La cotisation nécessaire pour l'entretien du Phalanstère est fixée par la majorité des membres, à un taux maximum, le plus réduit possible.

9. Les membres sont libres de se retirer de l'association, quand bon leur semble. Ils doivent pourvoir à l'entretien futur de leurs enfants ou les reprendre.

61. *Excuses.* — Nous demandons pardon de notre grande liberté de langage. Nous avons peut-être parlé trop crûment pour des oreilles chastes de ces vilaines choses dont les cœurs sensibles ne peuvent guère se passer. C'est qu'il n'y a pas de question au monde qui soit plus importante pour l'individu et pour la nation que la liberté de la procréation. Je nous vois en rêve hommes et femmes enfermés dans un cercle de fer. Des furies en robes noires nous fouettent et nous font circuler haletants et affolés. Tout autour, il y a un parc séduisant où de divines créatures, des jeunes filles ravissantes, des adolescents élancés se prélassent sur l'herbe fleurie. Il nous invitent et nous tendent les bras. La police nous chante son éternel refrain « circulez » et nous, pauvres moutons, nous circulons, jusqu'à ce que, tombant de vertige et de fatigue, *we drive mad*, et démolissons le manège. Cela s'est vu...

LA THÉRAPEUTIQUE DE LA MÉDECINE RÉFORMÉE

62. *La thérapeutique pharmaceutique orthodoxe tend à disparaître avec ce siècle de superstition et d'em-*

pirisme. — Les plus zélés défenseurs de la pharma-
copée bornent leurs prétentions (c'est un de leurs
grands prêtres qui parle) « à guérir quelque fois,
à soulager souvent, et à consoler toujours. »
C'est très bien dit, mais cela n'est pas vrai. Dix
pages plus loin, le même grand mage confesse
que sur dix malades, il y en a six qui guérissent
sans médecin et sans médecine.

A cette concession peu précise, mais très pré-
cieuse pour nous, dans la bouche de nos antago-
nistes, nous opposons notre axiome si clair, si
net : « *La nature trouve toujours en elle-même, sans
aucune assistance du dehors, le moyen de guérir les
malades.* »

63. *La question de la rétribution des médecins.*—
Dans ma jeunesse, en Russie, les familles avaient
leur médecin qui recevait, vers Noël, les appoin-
tements fixés d'avance. Individuellement, c'était
peu, mais en somme, les revenus des médecins
étaient très considérables. Les médecins étaient
soigneux et attentifs et n'avaient pas besoin de
craindre d'être importuns et de pourchasser une
rétribution pour chaque visite qu'ils faisaient.
Cette manière de rétribuer était rationnelle, car le
médecin avait intérêt à voir son client toujours en

bonne santé. Jean-Jacques, notre maître à tous,
l'a dit : « Ne mettez jamais l'intérêt de l'homme en
« opposition avec son devoir, tôt ou tard, il flé-
« chira. » Beaucoup de personnes avaient fixé
une forte prime, si l'on n'avait point été malade
pendant l'année. Le médecin avait bien gagné son
argent ; ne craignant pas d'être accusé de compter
ses visites, il se faisait l'ami de la famille et la
conservait en bonne santé par ses précieux con-
seils hygiéniques. Kokereff, notre généreux pro-
tecteur, remettait régulièrement 10,000 francs à
son médecin, si dans l'année il n'avait pas été
malade. Son médecin avait là une sinécure, car
son client, issu de paysans, ne prenait jamais de
médecine et avait par conséquent une santé de
fer. Le peuple, en Russie, craint les médecins
comme la mort. Pour les placer dans un de ces
hôpitaux merveilleux de Saint-Pétersbourg qui
sont de vrais palais, dus à la munificence de nos
impératrices, il faut les enlever par force ; par
intuition, ils haïssent les médecins, la plupart
Allemands. Lors du choléra, ils massacrèrent
plusieurs médecins et s'assemblèrent sur la Sen-
naïa ; une révolution était imminente, l'empereur
Nicolas, seul, s'y rendit en voiture ; le peuple me-
naçant l'entourait ; il laissa faire, puis se levant,

un vrai géant de corps et d'âme, il cria de sa voix de stentor : *Na kolèni rebaïta!* (A genoux, mes enfants !) Tous se mirent à genoux, l'empereur resta seul debout, fit le signe de la croix et partit accompagné d'un peuple en délire : les médecins étaient sauvés, et je pleurais d'attendrissement, fier d'avoir vu à l'œuvre un tel empereur.

64. *Institut médical.* — Profondément convaincu de la nécessité et de la possibilité de régénérer la Médecine Orthodoxe, nous userons de tous les moyens qui sont en notre pouvoir, pour établir dans toute la France, sous la protection du gouvernement, des médecins qui sont résolus d'adopter les principes de la Médecine Réformée, dans le traitement des maladies de leurs clients ; ces adeptes formeront l'Institut médical. Il est hors de doute que cette sorte d'investiture et le succès éclatant dans leurs cures toujours radicales les mettra en évidence et leur procurera une clientèle fidèle et reconnaissante. La diminution sensible de la mortalité, c'est la seule récompense que nous ambitionnons. Les registres, soigneusement tenus, de la marche des maladies traitées, que nous publierons avec les noms des médecins, fourniront la preuve irrécusable de la rectitude des principes de la Médecine Réformée. Comblé de bienfaits par Dieu, nous ne voulons pas d'un profit pécuniaire quelconque, nous laisserons tous les bénéfices aux apôtres de la Médecine Réformée, qui doivent y trouver les ressources d'une vie honorable et indépendante.

Paris, 45, rue Decamps.

Paris. — Imp. C. Pariset, 101, rue de Richelieu.

9 782329 075860